BEI GRIN MACHT SICH IHR WISSEN BEZAHLT

AF141162

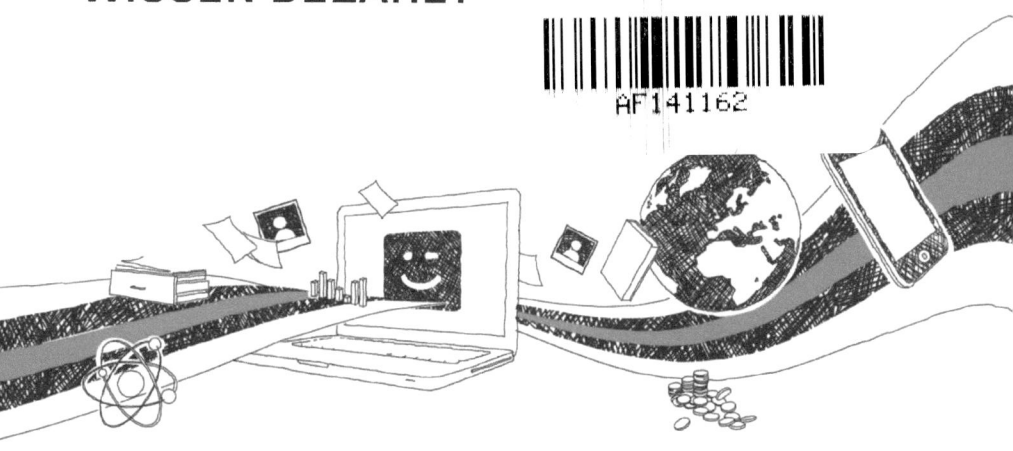

- Wir veröffentlichen Ihre Hausarbeit, Bachelor- und Masterarbeit

- Ihr eigenes eBook und Buch - weltweit in allen wichtigen Shops

- Verdienen Sie an jedem Verkauf

Jetzt bei www.GRIN.com hochladen und kostenlos publizieren

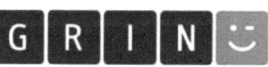

Ernährungskonzept und Ernährungsberatung für Sportler. Anamnesegespräch, Zielplanung und Durchführung

Markus Teicher

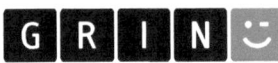

Bibliografische Information der Deutschen Nationalbibliothek:

Die Deutsche Nationalbibliothek verzeichnet diese Publikation in der Deutschen Nationalbibliografie; detaillierte bibliografische Daten sind im Internet über http://dnb.d-nb.de abrufbar.

ISBN: 9783346926517
Dieses Buch ist auch als E-Book erhältlich.

© GRIN Publishing GmbH
Trappentreustraße 1
80339 München

Druck und Bindung: Books on Demand GmbH, Norderstedt Germany
Gedruckt auf säurefreiem Papier aus verantwortungsvollen Quellen

Das Buch bei GRIN: https://www.grin.com/document/1381935

Academy of Sports

Abschlussarbeit – Ernährungsberater für Sportler

Fitnesstrainer A-Lizenz

Teicher, Markus

11.05.2023

Inhalt

1. Einleitung

Diese Ausarbeitung befasst sich mit der schriftlich detailliert dargestellten Ausarbeitung eines Ernährungskonzeptes für einen Sportler für eine Woche. Dabei wird es ein Anamnesegespräch und eine Zielplanung behandelt. Außerdem wird dem Sportler eine Korrektur seiner Ernährung in Form eines Ernährungsplanes dargestellt, an den er sich halten sollte, um seine Ziele zu erreichen.

Durch die Informationen aus seinem aktuellen Essverhalten, durch ein durchgeführtes Ernährungsprotokoll über 7 Tage und der Anamnese werden wir dabei den IST-Zustand ermitteln können. Im nächsten Schritt werden wir auf Grund dieser Ergebnisse ein realistisches Ziel für ihn vereinbaren. Das Ernährungsverhalten in Form eines Ernährungsplanes und einer zu erwartenden Umstellung seiner Ernährung wird im nächsten Schritt behandelt.

Sicherlich wird es nach einer Woche noch keine signifikanten Ergebnisse oder Veränderungen geben. Dies ist nach einer so kurzen Zeit sehr unrealistisch, daher werden wir zwar die Ausarbeitung auf eine Woche anleiten, jedoch die grundsätzlichen Ernährungsgewohnheiten und das Ziel für einen längeren Zeitraum vereinbaren.

1.1 Fußballspieler Ronny Szameipreuksch

Ronny spielt aktuell beim FSV Zwickau in der Regionalliga Nordost und ist mit 38 Jahren in einem Alter, wo Fußballer auf diesem Niveau die Fußballschuhe schon längst an den Nagel hängen würden. Ronny fühlt sich aber noch Fit genug um 1-2 Saisons körperlich durchzuhalten in der Hoffnung, dass er verletzungsfrei bleibt.
Die Entscheidung seinen Vertrag zu verlängern beeinflusste außerdem positiv der Aufstieg seiner Mannschaft in die 3. Bundesliga. Er selbst spielt früher schon einmal in der 2. Bundesliga und möchte diese einmalige Chance im hohen Alter noch einmal im bezahlten Profifußball aufzulaufen, noch einmal nutzen.

Dem entsprechend möchte er sich körperlich noch einmal steigern im Vergleich zur unterklassigen Liga. Um sein Niveau möglichst hoch zu halten, muss er natürlich noch einmal richtig Gas geben. Das ist allein von Nöten, da er gegen die deutlich jüngeren Spieler bestehen möchte und sehr ehrgeizig ist.

Auf Grund seiner aktuellen körperlichen Verfassung, wird es nicht reichen in seinem Alter eine Liga höher zu agieren, daher möchte er eine Ernährungsumstellung und gleichzeitige Beratung welche Dinge er verändern muss, damit er Körperfett reduziert und sich dem entsprechend durch Training im Vorbereitungsprogramm perfekt auf die Saison einstellen kann.

2. Diagnostik

Die Diagnostik sollte immer der erste Schritt für einen Neukunden im Fitnessstudio bzw. bei der Ernährungsberatung sein und ist in meinen Augen unverzichtbar, um den Kunden im ersten Moment persönlich kennenzulernen und anschließend zusammen mit ihm einen Plan zu entwickeln, der exakt nach der Analyse seiner Daten abgestimmt ist. Durch die gesammelten Informationen, die ich aus dem Anamnesegespräch, Ernährungsverhalten und den biometrischen Tests erhalten werde, kann ich dem Kunden perfekt beratend zur Seite stehen und weiß zugleich Bescheid, welche Defizite beim Kunden vorhanden sind, um hier eine spezielle Verbesserung anzustreben. Auch wichtige Informationen, wie sein Krankheitsbild sind hier von Bedeutung.

2.1 Das Anamnesegespräch

Das Anamnesegespräch umfasst mehrere Teilstücke, die zur Analyse wichtig sind. Sie werden nun nach der Reihe erfragt und getestet, damit ich mir ein Bild vom Kunden machen kann und schon während des Gespräches auf eventuelle Fehler hinweisen kann und gleichzeitig den Kunden schon in die gewünschte Richtung lenken kann.

2.1.1 Personalien

Ich begrüße nun Ronny freundlich zum Termin im Studio, stelle mich vor und bitte ihn in mein Büro, um mit dem Anamnesegespräch zu beginnen.

Wir beginnen mit der Aufnahme seiner persönlichen Daten. Ich nehme mir meinen vorbereiteten Anamnesevordruck und stelle ihm nach und nach die für mich nützlichen Fragen, damit ich alle benötigten privaten Daten für die weitere Verwendung habe und natürlich auch um regelmäßig mit ihm in Kontakt bleiben zu können.

Ronny Szameitpreuksch

2.1.2 Gesundheitsanamnese

Wir beginnen jetzt mit der Gesundheitsanamnese, da ich wissen will und muss, ob Ronny vorerkrankt ist, gesundheitliche Einschränkungen hat oder Medikamente einnehmen muss.

Auf die Frage nach internistischen Beschwerden oder vorhandener Krankheitsbildern in Form von Herzrhythmusstörungen, Bluthochdruck, gelegentlicher Atemnot oder

Vorerkrankungen wie ein Herzinfarkt, kam auch die Antwort, dass er hier keinerlei Probleme hatte in seinem bisherigen Leben.

Im weiteren Verlauf der Gesundheitsanamnese fragte ich Ronny nach dauerhaft einzunehmenden Medikamenten. Auch hier meinte er, dass er keine Medikamente regelmäßig nimmt, nur manchmal Schmerztabletten oder andere nicht verschreibungspflichtige Medikamente, wie Allergietabletten, was für mich nicht relevant ist.

Ronny raucht nicht, nimmt keine Drogen und trinkt nur ab und zu Alkohol, was ich als normal ansehen würde. Im Gegenteil, dass er diese Eigenschaften hat, ist heutzutage nicht selbstverständlich und ich beglückwünsche ihn dazu, denn das kann auch motivierend wirken, wenn man gelobt wird, ungesunde schädliche Dinge nicht zu konsumieren.

Der nächste Punkt ist die Frage nach Allergien und einer eventuellen Intoleranz. Hier erklärte mir Ronny, dass er unter Heuschnupfen leidet und eine Katzenallergie hat. Er hat dies allerdings seit Jahren im Griff und immer eine Tablette Cetirizin dabei. Der Heuschnupfen ist meist im Frühjahr und beeinträchtigt ihn nicht mehr ganz so sehr wie früher, Kreuzallergien sind kein Problem mehr. Ich weise Ronny darauf hin, dass sobald er beim Training Atemnot spürt, er sofort beendet und mich bzw. einen anderen Trainer sofort kontaktieren solle. Er bestätigte mir dies, außerdem habe ich das Gefühl, dass er vernünftig ist und auf sich selbst hört, sollte es zu einer Situation von Atemnot kommen.

2.1.3 Sportanamnese

Ronny ist Profi Fußballer. Er absolviert aktuell 4 Trainingseinheiten pro Woche mit der Mannschaft. Dies wird sich ab der neuen Saison auf 6 - 8 mal pro Woche steigern, je nachdem wie die Woche vom Trainer geplant wird. Außerdem ist er im Privatbereich sehr sportlich. Er besucht zusätzlich noch HIT Kurse, schwimmt gelegentlich, fährt ab und zu auch mal eine Runde mit dem Rad und absolviert auch noch 2 mal in der Woche ein reines Ganzkörper Krafttraining. Er besitzt zudem noch 2 Hunde, mit denen er oft spazieren geht.

Alles in allem ist Ronny extrem sportlich und bewegt sich jeden Tag.

2.1.4 Berufsanamnese

Die Berufsanamnese wiederspiegelt bei Ronny die Sportanamnese. Er ist Profi Sportler und geht keinem anderen Beruf nach.

2.2 Biometrische Tests

Die Biometrischen Tests werden im Anschluss an das Eingangsgespräch absolviert. Hierbei soll festgestellt werden in welchem körperlichen Zustand sich der Kunde aktuell befindet. Es wird nach Anthropometrischen und Internistischen Daten unterschieden. Zu den Anthropometrischen Daten zählen unter anderem das Körpergewicht, die Körpergröße, sowie der BMI, der Hüft-Taillen-Umfang und die Messung des Körperfettanteils. Die internistischen Daten werden über den Blutdruck und die Ruhepulsfrequenz gewonnen.

2.2.1 Body-Mass-Index Ermittlung

Wir beginnen die Analyse mit der Messung der Körpergröße und des Gewichts. Wir benutzen dazu eine Messlatte unter die sich Ronny stellt. Ich messe eine Größe von 1,75 Meter. Anschließend stellt sich Ronny auf die Waage, er wiegt aktuell 80,7 Kilogramm. Diese Daten trage ich in den Anamnesebogen ein und beginne nun mit der Auswertung des BMI. Die Berechnung erfolgt mit folgender mathematischen Formel: BMI = Körpergewicht in kg geteilt durch Körpergröße in m im Quadrat. Für den Kunden Ronny bedeutet es, dass ich folgende Werte ansetze:
BMI = 80,7 kg/(1,75m x 1,75m) = 80,7 kg/3,0625m = 26,35
Ronnys BMI liegt also bei 26,35.
Es bedeutet, dass Ronny ein leichtes Übergewicht laut BMI im Bereich Präadipositas hat und er demnach ein gering erhöhtes Risiko für Begleiterkrankungen besitzt.
Die Ermittlung des BMI kann auch anhand einer BMI Tabelle abgelesen werden. Diese Tabelle kann sehr hilfreich sein, da man sich damit die Berechnung erspart.

In Ronnys Fall ist der BMI aber nicht aussagekräftig, da er sehr muskulös ist und diese Muskulatur dem entsprechend ein höheres Gewicht mit sich bringt. Hierbei wird die anschließende Fettmessung wesentlich mehr Aufschluss bringen.

2.2.2 Taille-Hüft-Quotient Ermittlung

Der Taille-Hüft-Quotient (WHR) wird im Verhältnis von Taillenumfang und Hüftumfang ermittelt. Mit ihm kann man herausfinden wo sich das Fett am Körper angelagert hat, da man hier bei einem hohen Körperfettgewicht nicht allein von dem Werten des BMI oder dem Gewicht auf der Waage ausgehen kann. Mit Hinsicht auf Krankheiten, wie Bluthochdruck oder Diabetes, ist es hier enorm wichtig zu wissen wo sich das Fett angesammelt hat, da beispielsweise eine bei Männern häufiger vorkommende Anhäufung von viszeralem Fett im Bauchbereich, zu einem höheren Risiko dieser Erkrankungen führen kann.

Ich messe daher bei Ronny mit einem Maßband jeweils einmal den Taillenumfang auf Höhe des Bauchnabels und den Hüftumfangumfang an der breitesten Stelle der Hüfte.

Die Auswertung ergibt, dass Ronny an der Taille einen Umfang von 81,5 cm und an der Hüfte einen Wert von 92,7 cm aufweist. Die Berechnung des Verhältnisses beider Werte ergibt einen WHR = 0,854

Dieser Wert liegt definitiv im Normalbereich. Sicherlich sollte man als Profisportler wenig Fettdepot im Bauch haben, aber Ronny ist auch nicht mehr der Jüngste und Ernährungstechnisch in den letzten Jahren nicht alles richtig gemacht. Der erhöhte Wert im Hüftbereich liegt nahezu einer hohen Gesäßmuskulatur zu Grunde.

2.2.3 Körperfettanalyse mit Caliper-Methode

Eine Körperfettanalyse dient dazu fast exakte Werte über den Fettanteil im Körper und damit verbundene Rückschlüsse auf die körperliche Zusammensetzung zu erhalten. Durch die Ermittlung kann man diese gesammelten Rückschlüsse bzw. Werte in die Trainingsplanung und Ernährungsplanung einfließen lassen. Zusätzlich dient es als guter Hinweis für den Kunden, damit er gleich weiß in welchem Körperlichen Zustand er sich befindet, denn in den meisten Fällen weiß man zwar, dass man gewisse Fettpölsterchen besitzt, registriert dies aber erst, wenn man die Werte schwarz auf weiß verdeutlicht bekommt.
Die Caliper Messung ist eine Hautfaltenmessung, in der in unterschiedlichen Methoden der Körperfettgehalt in Form einer Messung an verschieden Körperstellen erfolgt und anhand der Tabelle die Werte addiert und somit der Fettgehalt ermittelt wird. Wichtig ist hier das bei jeder Messung alles identisch gemacht wird, um hier auch die richtigen Werte zu erhalten. Es ist demnach wichtig immer die gleiche Messstelle zu haben, die mit der Hand herausgedrückte Messfalte festgehalten wird während der Messung, die richtige Richtung der Messung eingehalten wird, der gleiche Caliper genutzt wird, immer an der Hauptseite gemessen wird – beim Rechtshändern wird rechts gemessen, bei Linkshänder demnach links, und die Messung nicht nach einem Training vorgenommen wird.

2.2.4 Fettmessung 7 Falten Methode nach Jackson/Pollock

Bei Ronny nutze ich meinen digitalen Caliper mit App Funktion und nutzte dazu die 7 Falten Methode nach Jackson/Pollock. Wir beginnen nun mit der Messung an der Brustfalte. Ich nehme mir quasi oberhalb der Brustwarze eine kleine Falte und messe ca. einen Zentimeter daneben, Ergebnis 8mm. Anschließend hebe ich seinen Arm und messe unterhalb der Achsel den zweiten Punkt, Ergebnis 8mm. Nun messe ich am Bauch ein paar Zentimeter neben dem Bauchnabel und erhalte 23mm. An der Hüfte beträgt sein Wert 11mm. Nun messe ich seinen Oberschenkel, Ronny ist Rechtshänder, daher messe ich seinen rechten Oberschenkel ca. in der Mitte zwischen Hüfte und Knie, Ergebnis 8mm. Das gleich am Trizeps, Ergebnis 5mm. Als letzten Punkt messe ich unterhalb des Schulterblattes. Ronny muss seinen Arm heben, damit ich eine gute Falte erwische und anschließend senkt er ihn wieder für die Messung, Ergebnis 12mm.
Laut der App hat Ronny einen Körperfettanteil von 11,84%, was für einen Mann seines Alters als sehr gut eingestuft wird. Problemzone ist der Bauchbereich.

Sein Körperfettgewicht beträgt 9,5 Kg und sein fettfreies Körpergewicht dem entsprechend 70,8 Kg.
Alle Werte sind sehr gut, können und müssen für seine Ziele aber noch etwas besser werden. Am Training liegt es nicht, es ist ausschließlich die Ernährung. Viele Männer würden sich solche Maße/Werte wünschen. Für einen Profisportler der in der 3. Bundesliga spielen möchte, sind die Werte dennoch etwas zu hoch.

2.2.5 Ruheherzfrequenz

Die Ruheherzfrequenz dient als Information über den aktuellen Fitnesszustand eines Menschen. Ist die Frequenz über einen Zeitraum von 5-7 Tagen dauerhaft erhöht, kann dies ein Zeichen von Überlastung bzw. nicht ausreichender Regeneration sein, da der Trainingsstress noch nicht vollständig verarbeitet wurde. Die Erhöhung kann natürlich auch durch den Konsum von Genussmitteln kommen, sollte aber bei einen Herzschlag im Ruhebereich nicht mehr als 90 Schläge/Minute aufweisen
Normalerweise sollte man den Ruhepuls über einen Zeitraum von 5-7 Tagen direkt nach dem Aufstehen messen und dies dann auswerten. Bei Ronny muss ich dies nicht tun, da er dauerhaft sein Apple Watch trägt und diese Uhr exakte Werte ausgibt. Ronnys durchschnittliche Ruheherzfrequenz liegt aktuell bei 52 S/min, was ein Spitzenwert ist.

2.2.6 Blutdruck

Als Blutdruck wird der Druck bezeichnet, den das zirkulierende Blut auf die Blutgefäße ausübt. Er wird als zentraler Messwert des Herz-Kreislauf-Systems angesehen und gibt wichtige Informationen über den internistischen Gesundheitszustand. Es gibt zwei Messwerte, den systolischen- und den diastolischen Messwert. Dabei sollten die Werte in der Regel bei 100-140 mmHg systolisch und 60-90 mmHg diastolisch liegen. Bei Werten die sich über dieser Norm befinden, muss man von Bluthochdruck ausgehen und mit der Trainingsgestaltung vorsichtig sein, da es hier zu Risiken kommen kann, beispielsweise bei Überkopfübungen kann es zu Schwindel oder anderen schwerere Folgen kommen.
Ich habe bei Ronny mein Blutdruckmessgerät für den Oberarm genutzt und die Software für eine 3 Fach Messung und dem entsprechender Ermittlung der Mittelwerte eingestellt. Bei Ronny kam ein Wert von 125 mmHg zu 82 mmHg, also Top Blutdruck-Werte heraus.

2.2.7 Tageskalorienumsatz

Wir haben für Ronny einen Grundumsatz von 1.782 Kalorien ausgerechnet. Dies haben wir nach der Berechnungsformel über die Internetplattform Mens Health unter Berücksichtigung der Eingabe seiner vorher ausgewerteten Daten errechnet. Der Aktivitätsumsatz, also Umsatz beispielsweise beim Sport kann bei Ronny sehr gut über seine Apple Watch nachvollzogen werden. Er trägt diese den ganzen Tag, sie verfolgt also jeden Schritt und jede sportliche Aktivität, daher kann man diese Werte übernehmen. Zum Schluss wird noch die Thermogenese dazu gerechnet. Dieser Wert wird mit 1,06 multipliziert. Also Grundumsatz + Aktivitätsumsatz + Thermogenese ergibt den kompletten Tagesumsatz von Ronny.

2.3 Ernährung

Um mir ein besseres Bild von Ronny machen zu können was seine Ernährungsgewohnheiten angeht, vereinbaren wir nach den Testverfahren, dass wir uns nun mit seiner aktuellen Ernährung beschäftigen. In Folge dessen, bekommt Ronny von mir einen Vordruck überreicht den er in Eigenregie über einen Zeitraum von einer Woche ausfüllen muss. Der Vordruck beinhaltet jegliche Mahlzeiten und Zwischenmahlzeiten, sowie zu welcher Zeit er was wann gegessen hat. Auch seine Gefühle, der Ort an dem gegessen wurde und ob er unter Stress stand, soll er immer aufschreiben, sobald er etwas zu sich nimmt. Er wird zusätzlich bei den Nahrungsmitteln wo es ersichtlich ist, die Werte der Verpackung in Form von Kalorien, Fette, Eiweiße, Kohlenhydrate und eventuell Ballaststoffe separat notieren und dem entsprechen abgewogen notieren.
Um so wenig wie möglich Zeit zu verlieren, da Ronny ja zu Beginn der Saison das Maximum herausholen möchte, lasse ich mir die Daten jeden Tag senden, damit ich diese schnellstmöglich auswerten kann und gleichzeitig am selben Tag durch Tipps und Erläuterungen mögliche Fehler korrigieren kann.

2.3.1 Tag 1

Schon bei der Übermittlung des Protokolls bemerke ich, dass Ronny Grunderfahrungen mit der Ernährung hat. Dies habe ich natürlich als Profisportler auch erwartet, nun sehe ich dies auch schwarz auf weiß. Ein gesundes, ausgewogenes Frühstück mit Quark, Joghurt, Haferflocken und Beeren. Gefolgt von einem Mittagessen mit Gnocci und Spinat. Zum Abendbrot Kartoffeln und Quark.
Als Zwischenmahlzeiten ist Obst und Proteinshake bzw. ein Riegel dabei und bei der Wahl der Getränke, verzichtet er komplett auf Kalorien durch Wasser, Kaffee und Zero Getränke.
Laut seiner Aussage, beschäftigt sich seine Frau seit vielen Jahren mit gesunder Ernährung und setzt dies unter der Woche immer gut um. Hier erfahre ich, dass Ronny und seine Frau am Wochenende höchst wahrscheinlich den Cheat day nutzen und sich nach diesem Prinzip immer mal etwas gönnen.

Ronny hat aktuell noch Sommerpause bis die Vorbereitung beginnt und er trainiert somit ausschließlich privat und möchte bis zum Beginn dieser Vorbereitung auch keine Ball sehen. Auf seinem Trainingsplan stand daher ein Krafttraining, außerdem war er mehrfach mit dem Hund unterwegs.

Ronny hat laut seines Protokolls insgesamt 2.122 KCAL zu sich genommen. Wir haben für ihn nach seinen vorher ausgerechneten Daten einen Grundumsatz von 1.782 KCAL errechnet. Seine Apple Watch zeigt eine Aktivitätskalorien von 794 KCAL an.

Zusammen mit dem Thermogenese Umsatz (*1,06 = 155 Kalorien), ergibt sich eine Gesamtkalorienmenge die Ronny verbraucht hat von 2.731 KCAL. Somit ergibt sich ein Kaloriendefizit von 609 Kalorien. Ronny würde somit nach dieser Berechnung definitiv abnehmen und dem entsprechend an Gewicht bzw. Fett verlieren.

Die Auswertung der Zuführung der Nährwerte zeigt, dass Ronny 282,98 g Kohlenhydrate, 171,72g Eiweiß, 35,25g Fett und 60,48g Ballaststoffe zu sich genommen hat.
Laut seiner Berechnung der täglichen Bedarfsmengenrechnung hätte Ronny somit zu viel Protein zu sich genommen, zu wenig Fett und zu wenig Kohlenhydrate. Ballaststoffe sollten bei mindestens 40g liegen, diesen Wert hat er überschritten, was positiv ist.

Laut grober Berechnung sollte man pro Kilogramm Körpergewicht 5g Kohlenhydrate zu sich nehmen. Bei Fetten und Eiweißen liegt dieser Wert bei 0,8 – 1 g pro Kg Körpergewicht.

Ronny müsste also mit seinen knapp 80Kg ca. 400g Kohlenhydrate und zwischen 64 – 80g Fette und Eiweiße zu sich nehmen.

Meine Empfehlung für die nächsten Tage wäre, also eine Erhöhung der Kohlenhydrate, was auf Grund der großen Auswahl leicht funktionieren sollte. Hier wird aber auf Süßigkeiten und zuckerhaltige Getränke verzichtet werden. Die Kohlenhydrate sollen ausschließlich aus guten Nahrungsmitteln wie Kartoffeln, Haferflocken oder Vollkornprodukten kommen.
Des weiteren soll Ronny die Aufnahme von Fetten steigern. Dies soll er durch beispielsweise Snacks wie Cashew Nüsse oder Erdnussbutter erreichen. Auch Olivenöl oder Fisch haben gesunde Fette, die sich positiv auf die Energiebilanz auswirken werden.

Die Aufnahme von Proteinen hingegen soll er reduzieren. Sicherlich sind Proteine für die Muskeln wichtig und über einen gewissen Zeitraum auch in einer erhöhten Menge nicht schädlich, jedoch muss hier auch über die zugeführte Menge nachgedacht werden. Bei einer Erhöhung von Fett und Kohlenhydraten kann die Kalorienmenge auf Grund der Kaloriendichte signifikant zu nehmen, sodass man schnell unbewusst in einen Kalorienüberschuss geraten kann und dies dem Ziel der Fettreduzierung im Weg stehen wird. Ich empfehle hier den Proteinshake durch 30-50 g Cashewnüsse zu ersetzen. Damit erreicht man ein Erhöhung von Fett und gleichzeitige Reduzierung von Protein bei ähnlicher Kaloriendichte.

Das Ronny über den Tag hinweg viele Vitamine in Form von Obst als Beilage, Nachtisch oder als Snack zu sich nimmt und durch die ausgewogene Ernährung wichtige Mineralstoffe und Spurenelemente aufnimmt freut mich besonders.

Auf die Nachfrage ob er zusätzliche Supplements nimmt, sagte er, dass ihm seine Frau täglich eine Tablette Zink und Magnesium gibt. In dieser Dosis sind diese beiden

Tabletten für mich in Ordnung und fördern nur. Auch die Energiebilanz beeinflussen diese Tabletten nicht. Daher werden wir sie im Laufe der Woche nicht mehr erwähnen.

Die Flüssigkeitszufuhr bei Ronny ist in meinen Augen absolut in Ordnung. Er versucht bei jeder Mahlzeit ein bis zwei Gläser stilles oder Mineralwasser zu trinken. Über den Tag hinweg trinkt er zusätzlich drei bis vier Kaffee ohne Zucker und Milch. Sein Laster ist, dass er beim Abendbrot etwas mit Geschmack möchte, daher trinkt er meist ein Glas Zero Cola oder Limonade ohne Kalorien.
Auf Alkohol verzichtet er innerhalb der Saison generell. Aktuell, kündigte er mir an, trinkt er am Wochenende gern mit seiner Frau mal Gin Tonic und auch mal ein Bier, dies beruht sich aber trotzdem ausschließlich auf die Wochenenden.

Alle Mahlzeiten nahm Ronny ohne Stresssituation ein. Da Sommerpause ist und er aus dem Urlaub schon wieder zurück ist, wird zuhause gegessen. Seine Frau ist nur geringfügig angestellt und ab Mittag wieder Zuhause. Sie Frühstücken vor ihrer Arbeit in Ruhe und Essen dem entsprechend ohne Stress wenn sie wieder da ist, wobei Ronny hier am meisten Hunger hat. Das Abendbrot wird fast ausschließlich als Familie eingenommen. Die Zwischenmahlzeiten entstehen zu meist aus Heißhunger, da Ronny sich viel bewegt und eine große Muskulatur besitzt, geht dies in der Regel etwas schneller, dass man Hunger bekommt. Die Uhrzeiten werden sich immer ähneln, es sei denn es kommen familiäre Ereignisse dazwischen.

Alles in Allem bin ich mehr als Überzeugt, dass Ronny schon ohne mein Wissen viele Dinge richtig macht, wir allerdings die komplette Woche abwarten müssen, um einen perfekten Plan für die Zukunft generieren zu können. Die neuen Daten wird er ab Tag 3 umsetzen können.

2.3.2 Tag 2

Auch am zweiten Tag bin ich von Ronnys Essgewohnheiten begeistert. Zum Frühstück gibt es Rührei und Joghurt mit Beeren. Zum Mittag Vollkornspaghetti in großer Portion und zum Abendessen Kartoffeln und Putenfleisch ohne Fertigsauce. Auch die Versorgung mit Vitaminen und Mineralstoffen wird in den gedeckt.

Ronny trainierte auch an diesem Tag indem er einen Kurs besuchte. Außerdem war er wie immer viel zu Fuß unterwegs, was seine Aktivitätskalorien positiv beeinflusst.

Ronny hat laut seines Protokolls insgesamt 2.734 KCAL zu sich genommen. Wir haben für ihn nach seinen vorher ausgerechneten Daten einen Grundumsatz von 1.782 KCAL errechnet. Seine Apple Watch zeigt eine Aktivitätskalorien von 1.042 KCAL an. Zusammen mit dem Thermogenese Umsatz (*1,06 = 169 Kalorien), ergibt sich eine Gesamtkalorienmenge die Ronny verbraucht hat von 2.993 KCAL. Somit ergibt sich ein Kaloriendefizit von 269 Kalorien. Ronny würde somit nach dieser Berechnung definitiv abnehmen und dem entsprechend an Gewicht bzw. Fett verlieren.

Die Auswertung der Zuführung der Nährwerte zeigt, dass Ronny 349,83 g Kohlenhydrate, 170,37g Eiweiß, 61,55g Fett und 70,68g Ballaststoffe zu sich genommen hat. Laut seiner Berechnung der täglichen Bedarfsmengenrechnung hätte Ronny somit zu viel Protein zu sich genommen, Fett und Kohlenhydrate stehen dahingehend in einem guten Verhältnis. Ballaststoffe sollten bei mindestens 40g liegen, diesen Wert hat er überschritten, was positiv ist, dies liegt daran, dass Vollkornspaghetti recht viel Ballaststoffe habe.

Meine Empfehlung für die nächsten Tage wäre, also gleichbleibende bzw. minimale Erhöhung der Kohlenhydrate, was auf Grund der großen Auswahl leicht funktionieren sollte.
Des weiteren soll Ronny die Aufnahme von Fetten so beibehalten und kontrollieren. Hierbei gilt es allerdings aufzupassen, da Fett eine hohe Kaloriendichte hat.

Die Aufnahme von Proteinen hingegen soll er reduzieren, dies wird er ab Tag 3 berücksichtigen durch das weglassen des Protein Shakes mit Milch.

Die Flüssigkeitszufuhr bei Ronny ist in meinen Augen absolut in Ordnung. Er trinkt weiterhin nur „gute" Sachen die keine „bösen" Kalorien haben.

Alle Mahlzeiten nahm Ronny ohne Stresssituation ein. Hier bestätigte er mir bereits, dass es nahezu immer identisch bei ihm Zuhause zugeht, da er aktuell einen geregelten Tagesablauf hat und es hier keinerlei Änderungen geben wird.

2.3.3 Tag 3

Auch am dritten Tag bin ich von Ronnys Essgewohnheiten begeistert. Zum Frühstück gibt es 2 gekochte Eier, Vollkornbrot mit körnigem Frischkäse und Putenbrust. Zum Mittag Vollkornreis in großer Portion mit Fleisch und zum Abendessen Kartoffeln mit Lachs ohne Fertigsauce. Auch die Versorgung mit Vitaminen und Mineralstoffen wird in den gedeckt durch Obst. Die Umstellung des weg lassen des Proteinshake und dafür Cashew Nüsse zu essen, setzt seine Bilanz weiter ins Positive. Die erhöhten Kalorien, konnten durch eine zusätzliche Trainingseinheit egalisiert werden.

Ronny trainierte auch an diesem Tag indem er einen Kurs besuchte und zusätzlich noch 30 Km mit dem Rad unterwegs war. Außerdem war er wie immer viel zu Fuß unterwegs, was seine Aktivitätskalorien positiv beeinflusst.

Ronny hat laut seines Protokolls insgesamt 2.995 KCAL zu sich genommen. Wir haben für ihn nach seinen vorher ausgerechneten Daten einen Grundumsatz von 1.782 KCAL errechnet. Seine Apple Watch zeigt eine Aktivitätskalorien von 1.355 KCAL an. Zusammen mit dem Thermogenese Umsatz (*1,06 = 188 Kalorien), ergibt sich eine

Gesamtkalorienmenge die Ronny verbraucht hat von 3.325 KCAL. Somit ergibt sich ein Kaloriendefizit von 330 Kalorien. Ronny würde somit nach dieser Berechnung definitiv abnehmen und dem entsprechend an Gewicht bzw. Fett verlieren.

Die Auswertung der Zuführung der Nährwerte zeigt, dass Ronny 350,60 g Kohlenhydrate, 182,50g Eiweiß, 90,25g Fett und 29,58g Ballaststoffe zu sich genommen hat.
Laut seiner Berechnung der täglichen Bedarfsmengenrechnung hätte Ronny somit zu viel Protein zu sich genommen, etwas zu viel Fett und Kohlenhydrate sind in Verhältnis gut. Ballaststoffe sind an diesem Tag etwas zu wenig, jedoch hat er am Tag vorher recht viel zu sich genommen und somit gleicht sich dies aus. Vollkornreis hat im Vergleich zu Vollkornspaghetti einen wesentlich niedrigeren Ballaststoffanteil, daher kommen diese Unterschiede zu Stande.
Da Ronny in jeder Hauptmahlzeit Fleisch oder Fisch gegessen hat, sind seine Proteinwerte weiterhin hoch. Lachs hat zudem einen hohen Fettanteil und die Cashewnüsse trugen auch einen hohen Beitrag zur Erhöhung des Fettteils bei.

Meine Empfehlung für die nächsten Tage wäre, also gleichbleibende bzw. minimale Erhöhung der Kohlenhydrate, was auf Grund der großen Auswahl leicht funktionieren sollte.
Des weiteren soll Ronny die Aufnahme von Fetten so beibehalten und kontrollieren. Auf die Mengen achten, damit diese Werte passen. Vielleicht nur 30g Cashew und 200g Lachs an einem Tag.

Die Aufnahme von Proteinen hingegen soll er reduzieren, dies ist möglich durch das Ersetzen von Fisch und Fleisch durch Gemüse.

Die Flüssigkeitszufuhr bei Ronny ist in meinen Augen absolut in Ordnung. Er trinkt weiterhin nur „gute" Sachen die keine „bösen" Kalorien haben.

Alle Mahlzeiten nahm Ronny ohne Stresssituation ein.

2.3.4 Tag 4

Auch am vierten Tag ändern sich Ronnys Gewohnheiten nicht, sicherlich wiederholen sich einige Teile der Nahrung, aber das ist normal. Zum Frühstück gibt wie am Montag Quark und Joghurt. Zum Mittag ein Fertigessen der Firma Fittaste in Form einer Dönerbox mit Putenfleisch, Kraut und Süßkartoffeln. Grundsätzlich bin ich nicht für Fertigessen, allerdings ist dieses Essen von der Werten und Zutaten absolut in Ordnung. Da Ronny an diesem Tag nicht ganz so viel Zeit zum Kochen hat, ist dies absolut legitim. Zum Abendessen gibt es dann Brot mit körnigem Frischkäse und Putenbrust. Für eine Low Carb Diät wäre dies kein perfektes Abendbrot, allerdings hat er über den Tag sehr wenig Kohlenhydrate zu sich genommen, die er als Profisportler braucht, daher ist dies auch absolut in Ordnung für mich. Auch die Versorgung mit Vitaminen und Mineralstoffen wird gedeckt durch Obst.

Ronny hat heute wieder ein klassisches Krafttraining absolviert. Außerdem war er wie immer viel zu Fuß unterwegs, was seine Aktivitätskalorien positiv beeinflusst.

Ronny hat laut seines Protokolls insgesamt 2.385 KCAL zu sich genommen. Wir haben für ihn nach seinen vorher ausgerechneten Daten einen Grundumsatz von 1.782 KCAL errechnet. Seine Apple Watch zeigt eine Aktivitätskalorien von 852 KCAL an. Zusammen mit dem Thermogenese Umsatz (*1,06 = 158 Kalorien), ergibt sich eine Gesamtkalorienmenge die Ronny verbraucht hat von 2.792 KCAL. Somit ergibt sich ein Kaloriendefizit von 407 Kalorien. Ronny würde somit nach dieser Berechnung definitiv abnehmen und dem entsprechend an Gewicht bzw. Fett verlieren.

Die Auswertung der Zuführung der Nährwerte zeigt, dass Ronny 227,78 g Kohlenhydrate, 196,82g Eiweiß, 67,3g Fett und 45,5g Ballaststoffe zu sich genommen hat.
Laut seiner Berechnung der täglichen Bedarfsmengenrechnung hätte Ronny somit zu viel Protein zu sich genommen, das Fett ist im Idealbereich und Kohlenhydrate sind heute viel zu wenige eingenommen worden. Ballaststoffe sind an diesem Tag genau im richtigen Verhältnis.

Ronnys Proteinwerte sind weiterhin recht hoch, jedoch besitzt er eine sehr gut trainierte Muskulatur die er gern weiter aufbauen bzw. halten möchte, daher achtet er wahrscheinlich unbewusst auf eine erhöhte Einnahme der Eiweiße. Grundsätzlich ist es nicht bedenklich, aber im Laufe der Zeit kann sich eine zu hohe Einnahme negativ auswirken. Zumal Ronny als Sportler auf schnelle Energie angewiesen ist. Diese bekommt er aus den Kohlenhydraten, die er zu wenig aufgenommen hat. Im Grunde genommen für eine Low Carb Diät gut, wobei er wie gesagt, als Profisportler keine Low Carb Diät machen sollte, auf Grund der gelieferten Energie.

Meine Empfehlung für die nächsten Tage wäre also Erhöhung der Kohlenhydrate, was auf Grund der großen Auswahl leicht funktionieren sollte.
Des weiteren soll Ronny die Aufnahme von Fetten so beibehalten und kontrollieren und die Proteine versuchen etwas zu senken. Die große Anzahl an Proteinen kommt natürlich schon allein durch das Frühstück und die Snacks. Milchprodukte und Proteinriegel besitzen nun mal einen hohen Proteinanteil.

Die Flüssigkeitszufuhr bei Ronny ist in meinen Augen wieder absolut in Ordnung. Er trinkt weiterhin nur „gute" Sachen die keine „bösen" Kalorien haben.

Alle Mahlzeiten nahm Ronny ohne Stresssituation ein.

2.3.5 Tag 5

Am fünften Tag ändern sich Ronnys Gewohnheiten nicht, sicherlich wiederholen sich einige Teile der Nahrung, aber das ist normal. Zum Frühstück gibt es heute ein Rührei mit Tomaten und Pute. Zum Mittag gibt es wieder Spaghetti, da es sich die Kinder wünschen und es schnell geht. Zum Abendessen gibt es Kartoffeln mit Putenfleisch. Auch die Versorgung mit Vitaminen und Mineralstoffen wird in den gedeckt durch Obst.

Ronny hat heute wieder einen Kurs besucht und ein HIT Training absolviert. Zudem war er noch eine Stunde auf dem Rad unterwegs. Außerdem war er wie immer viel zu Fuß unterwegs, was seine Aktivitätskalorien positiv beeinflusst.

Ronny hat laut seines Protokolls insgesamt 2.810 KCAL zu sich genommen. Wir haben für ihn nach seinen vorher ausgerechneten Daten einen Grundumsatz von 1.782 KCAL errechnet. Seine Apple Watch zeigt eine Aktivitätskalorien von 1536 KCAL an. Zusammen mit dem Thermogenese Umsatz (*1,06 = 199 Kalorien), ergibt sich eine Gesamtkalorienmenge die Ronny verbraucht hat von 3.517 KCAL. Somit ergibt sich ein Kaloriendefizit von 738 Kalorien. Ronny würde somit nach dieser Berechnung definitiv abnehmen und dem entsprechend an Gewicht bzw. Fett verlieren. Allerdings ist dieses Kaloriendefizit etwas zu hoch, da hier die Gefahr besteht auf Grund seiner sportlichen Aktivitäten eine Heißhungerattacke zu bekommen und bei zu wenig Nahrung an Muskelmasse zu verlieren. Daher muss er hier dringend aufpassen, auch wenn er viel Protein zu sich nimmt.

Die Auswertung der Zuführung der Nährwerte zeigt, dass Ronny 303,15 g Kohlenhydrate, 201,90g Eiweiß, 76,55g Fett und 53g Ballaststoffe zu sich genommen hat.
Laut seiner Berechnung der täglichen Bedarfsmengenrechnung hätte Ronny somit zu viel Protein zu sich genommen, das Fett ist im Idealbereich und Kohlenhydrate sind heute etwas zu wenige eingenommen worden. Ballaststoffe sind an diesem Tag genau im richtigen Verhältnis.

Ronny muss wie oben beschrieben aufpassen, dass er die Werte an zugenommenen Kalorien nicht überstrapaziert, denn er zu hohes Kaloriendefizit kann sich negativ auswirken. Im günstigsten Fall, da seine Protein Werte recht hoch sind aber bei den Kohlenhydraten noch Luft nach oben ist, wäre es eine Idee anstatt des Proteinshakes mit Milch, 30-50 g Haferflocken mit Milch als Snack zu sich zu nehmen. Damit würde er die Proteinwerte senken, die Kohlenhydraten steigern und gleichzeitig das Kaloriendefizit etwas verringern je nach Menge. Der Vorteil wäre hier, dass dies auch die Gefahr des Heißhungers senken würde. Nachteil wiederrum wäre, dass der Insulinspiegel erhöht wird und somit der Fettstoffwechsel für eine gewissen Zeit gehemmt wird. Die Ballaststoffe werden auch erhöht, das sollte aber keine Bedeutung haben. Das Sättigungsgefühl ist daher größer und länger.

Die Flüssigkeitszufuhr bei Ronny ist weiterhin absolut in Ordnung. Er trinkt weiterhin nur „gute" Sachen die keine „bösen" Kalorien haben.

Alle Mahlzeiten nahm Ronny ohne Stresssituation ein.

2.3.6 Tag 6

Was soll man da als Fitnesstrainer und Ernährungsberater sagen? Tag 6 ist wie ein Schlag ins Gesicht von der Auswertung her, spiegelt aber in meinen Augen das ganze Problem von Ronny wieder. Er legt einen Cheat Day ein und stopft anscheinend ohne Kontrolle alles in sich rein. Auch dass er an diesem Tag Alkohol trinkt wirkt sich negativ aus. Zum Frühstück gibt es eine deutlich größere Menge an Brot und auch der Belag führt durch Marmelade und Creme zu einer erhöhten Kalorienzufuhr. Zum Mittag gibt es einen Döner. Zum Abendessen ist die Familie bei Freunden eingeladen. Es wird Pizza bestellt, Alkohol getrunken und Süßigkeiten als Snack serviert. Mit Vitaminen und Mineralstoffen nimmt er nur minimal auf, da er kein Obst gegessen hat und in Fast Food nur wenig nützliche Zutaten sind.

Zumindest hat er am Nachmittag eine Radtour mit der Familie gemacht, sodass er Kalorien verbrennen konnte und somit die Bilanz nicht noch schlechter ausfällt.

Ronny hat laut seines Protokolls insgesamt 5.472 KCAL zu sich genommen. Wir haben für ihn nach seinen vorher ausgerechneten Daten einen Grundumsatz von 1.782 KCAL errechnet. Seine Apple Watch zeigt eine Aktivitätskalorien von 1.135 KCAL an. Zusammen mit dem Thermogenese Umsatz (*1,06 = 176 Kalorien), ergibt sich eine Gesamtkalorienmenge die Ronny verbraucht hat von 3.093 KCAL. Somit ergibt sich ein Kalorienüberschuss von unglaublichen 2.379 Kalorien.

Es gibt hier gar keine klaren Worte dafür. Ronny macht sich an einem Tag seine bisherige komplette Woche kaputt. Jeden Tag im Defizit zu sein ist spitze, aber an einem Tag die restlichen Tage durch unkontrolliertes Essen zunichte zu machen, ist dumm.

Die Auswertung der Zuführung der Nährwerte zeigt, dass Ronny 612,7 g Kohlenhydrate, 187,70g Eiweiß, 151,2 g Fett und 24,4 g Ballaststoffe zu sich genommen hat.
Laut seiner Berechnung der täglichen Bedarfsmengenrechnung hätte Ronny somit zu viel Protein zu sich genommen, das Fett ist fast doppelt so hoch wie an Bedarf besteht und Kohlenhydrate sind heute viel zu viele aufgenommen worden. Ballaststoffe sind etwas zu wenig.

Sicherlich sollte ein so genannter Cheat Day erlaubt sein. Jedoch muss hier klar auf das Ziel welches Ronny hat eingegangen werden und da passt dieser Tag absolut nicht rein. Die Pizza mit fast 2.000 Kalorien ist hier sicherlich der Hauptfaktor und sollte in Zukunft ganz weggelassen werden. Aber speziell der Alkohol trägt dazu bei die Kalorienzahl nach oben zu befördern und sorgt gleichzeitig zu einer Hemmung des Fettstoffwechsels, da der Körper mit dem Alkoholabbau beschäftigt ist. Die Süßigkeiten liefern auch nur enorm Zucker und sind für die nächsten Ziele definitiv ein verboten, wenn Ronny sein gewünschtes Ziel erreichen möchte.

Alles in Allem war dies für meine Arbeit ein gebrauchter Tag, allerdings beginnt Ronny ja mit der tatsächlichen Ernährungsumstellung erst ab der nächsten Woche, von daher habe ich nun einen seiner gravierenden Fehler aufgedeckt und werde dies mit ihm in der Zielplanung und Umsetzung auswerten.

2.3.7 Tag 7

Tag sieben ist zum Vergessen. Durch seinen Alkoholkonsum am Vorabend hat Ronny heute einen richtigen Kater und es geht ihm schlecht. Die verlorene Flüssigkeit konnte er zwar im Laufe des Tages wieder auffüllen, jedoch hatte er bis Abends keinen Appetit auf feste Nahrung. Das Frühstück fällt somit aus, auch ein Katerfrühstück wie Rollmops zur Widerherstellung des Mineralien bekommt er nicht runter. Zum Mittag isst er auf Grund von Hunger nur etwas trockenen Vollkorntoast. Zum Abendessen geht es ihm dann besser und es gibt Kartoffeln mit Quark. Auch die Versorgung mit Vitaminen und Mineralstoffen wird an diesem Tag völlig ignoriert, nur einen Apfel bekommt er runter.

An Sport ist nicht zu denken an diesem Tag. Selbst der Spaziergang mit den Hunden fällt ihm schwer.

Ronny hat laut seines Protokolls insgesamt nur 847 KCAL zu sich genommen. Wir haben für ihn nach seinen vorher ausgerechneten Daten einen Grundumsatz von 1.782 KCAL errechnet. Seine Apple Watch zeigt eine Aktivitätskalorien von 194 KCAL an. Zusammen mit dem Thermogenese Umsatz (*1,06 = 118 Kalorien), ergibt sich eine Gesamtkalorienmenge die Ronny verbraucht hat von 2.094 KCAL. Somit ergibt sich ein Kaloriendefizit von 1.247 Kalorien. Dieses Kaloriendefizit ist viel zu hoch, da hier die Gefahr besteht, dass der Körper in einen Alarmmodus verfällt. Der Körper verbraucht egal in welchem Zustand er sich befindet Energie. Die Bereitstellung erfolgt über gespeichertes Glycogen und bei gesunder aktiver Diät wird die Energie über den Fettstoffwechsel aus den Fettdepots verbrannt. Ist der Energieverbrauch in diesem enormen Maße zu hoch, denkt der Körper prinzipiell, dass es noch schlimmer werden kann und nutzt somit alle vorhanden Ressourcen des Körpers zur Energiebereitstellung, nimmt aber das Fett als größte Reservequelle erst zum Schluss. In Ronnys Fall ist dies zwar nicht schlimm, da es sich nur um diesen einen Ausnahmetag gehandelt hat

Die Auswertung der Zuführung der Nährwerte zeigt, dass Ronny 118,45 g Kohlenhydrate, 57,10g Eiweiß, 13,75g Fett und 13,68g Ballaststoffe zu sich genommen hat.
Laut seiner Berechnung der täglichen Bedarfsmengenrechnung hätte Ronny somit einen Katastrophentag in Sachen Makronährstoffe hingelegt, in dem er alle Nahrungsmittelmengen unterschreitet.

Mein Tipp für ihn ist, dass er solche Wochenenden einfach aufs Minimalste beschränkt, es am besten gar nicht erst wieder so weit kommen lässt. Samstag übermäßig viel Nahrung, Sonntag fast gar keine Nahrung. Diese Schwankungen sind für den Körper nicht gut und sollten dem entsprechend vermieden werden.

Die Flüssigkeitszufuhr bei Ronny war von den Mengen her sehr gut, dient jedoch lediglich der Flüssigkeitsauffüllung durch das entzogene Wasser auf Grund seine Rausches.

2.3.8 Wochenbilanz und Auswertung

Was soll man zu Ronnys Woche sagen? Was gut begonnen hat, endete fast in einer Katastrophe. Unter der Woche lag Ronny dauerhaft im Kaloriendefizit, am Samstag dem entsprechend im extremen Überschuss und am Sonntag im viel zu extremen Defizit.

Geht man von den Kalorien aus, hat Ronny über die ganze Woche hin betrachtet ein Defizit von 1.274 Kalorien. Dass er von Montag – Freitag im sehr guten Defizit war ist spitze. Dass er sich am Samstag das erreichte wieder zu Nichte gemacht hat, ist nicht clever. Das erreichte Kaloriendefizit ist also im Endeffekt nur entstanden, weil er am Sonntag einen Kater hatte. Diese Tatsache, muss man beim Erstellen des Zieles berücksichtigen und dem entsprechend klären und ansprechen.

Gleiches gilt für die Auswertung der Makronährstoffe. Ronny hat hier zwar auch unter der Woche nicht jeden Wert perfekt erreicht und meistens zu viel Protein zu sich genommen, jedoch ist die grundsätzliche Auswertung schon in Ordnung. Gleiches gilt für Samstag und Sonntag wie bei den Kalorien. An einem Tag Überschuss und am anderen Tag zu viel zu wenig Zuführung.

Hier gilt es anzusetzen und einen Plan mit Ronny zu schmieden.

3. Zielsetzung

Ronnys Ziel wurde ja bereits in der Einleitung angedeutet und wird nun hier von mir mit klaren Worten definiert, sodass er einen genauen Plan bekommt wie er sich verhalten muss in seiner nahen Zukunft, um sein Ziel erreichen zu können.
Das Grundziel ist es seinen Körperfettanteil auf unter 10% zu senken, damit er fit genug sein wird für die neue Saison. Sein aktueller Wert liegt bei 11,84%, es sollte also möglich sein in den nächsten 6 Wochen mit eiserner Disziplin diesen Wert zu senken, um sein Ziel zu erreichen.
Dabei muss er sicherlich auf zahlreiche Dinge in dieser Zeit verzichten, genau aufpassen was er zu sich nimmt und letztlich auch die Küchenwaage benutzen, um sein Essen abzuwiegen.
Grundsätzlich wird es für mich und ihn natürlich schwerer werden seine Nahrungsaufnahme so zu kontrollieren sobald er mit der tatsächlichen Vorbereitung auf die neue Saison beginnt. Das Problem liegt hier bei der zusätzlichen Aktivitätskalorienmenge die er verbrauchen wird. Durch die Apple Watch wird das zwar gut überwacht, aber beim Fußball sind Uhren verboten, daher wird vom Verein ein Brustgurt zur Überwachung genutzt. Wir können hier natürlich nun nicht mit genauen Werten agieren, da die Trainingsintensität unterschiedlich hoch sein wird. Aus diesem Grund kann ich Ronny nur theoretisches Wissen mit auf den Weg geben,

damit er sich gut und richtig ernährt und nicht zu wenig Nahrung zu sich nimmt. Beispielsweise wenn Ronny weiterhin im Schnitt 2.500 KCAL zu sich nimmt, aber seine Trainingsleistung + Grundumsatz einen Tagesbedarf von 4.500 KCAL ergibt, weil er bei den 2-3 Trainingseinheiten in dieser Zeit 2.000 KCAL verbraucht, würde er zu wenig aufnehmen.

Des weiteren werden wir alle 14 Tage eine neue Fettmessung durchführen, um zeitnah die Ergebnisse zu sehen.

4. Ernährungsplanung

In meinem Gespräch mit Ronny und in meinen täglichen Auswertungen seines eigens erstellten Ernährungsprotokolls habe ich in Echtzeit versucht den ein oder anderen Tipp zu geben und dem entsprechend wichtige Informationen zur Nahrungsaufnahme gegeben. Auch das Errechnen der Makronährstoffe in Form von welches Lebensmittel wie viel Kohlenhydrate, Fette und Eiweiße beinhaltet, wurde ja bereits deutlich in der täglichen Auswertung besprochen.

Für eine Gewichtsreduktion bzw. in Ronnys Fall eine Abnahme des Körperfettanteils ist weiterhin eine negative Energiebilanz notwendig. Auf Grund der Tatsache, dass Ronny viel Sport treibt, ist es umso schwieriger exakte Werte der Nahrungsaufnahme festzulegen. Verzichten wir auf Kohlenhydrate in Form einer Low Carb Diät, wird sein Leistungsvermögen im Sport darunter leiden. Aus diesem Grund haben wir uns gemeinsam für einen Mittelweg entschieden. Ronny wird weiterhin täglich kontrollieren was er wann zu sich nimmt. Das Essen ist im Grunde genommen immer ähnlich, sodass dies ohne großes wiegen und ausrechnen möglich sein wird. Er weiß also genau, was er wann in welcher Zeit und Form zu sich nimmt und auch ob es gesund ist. Mit dieser Grundkontrolle kann schon mal nichts schief gehen. Ronny ist sehr ehrgeizig, seine Frau ist voll im Bilde und legt selbst viel Wert auf gesunde Ernährung.

Wir beschließen also, dass Ronny morgens und mittags versucht für seine Trainingseinheiten seine Kohlenhydratspeicher zu füllen indem er dort versucht eher Vollkornbrot und Haferflocken zu essen und wie er es eigentlich schon die ganze Woche über getan hat, mittags Vollkornnudeln, Reis und Kartoffeln in dem Maße zu essen, wie er es benötigt um genug Energie fürs Training zu haben, aber trotzdem am Ende des Tages im Defizit bleibt. Den Verbrauch durch sein Training kann er einschätzen bzw. sieht es auf der Uhr oder Gurt, von daher kann Ronny sehr gut planen. Am Abend werden wir wiederrum versuchen die Kohlenhydrate zu senken bzw. ganz weg zu lassen. Er soll hier eher Gemüse, Salat und Proteine in Form von Fleisch oder Käse zu sich nehmen, damit sein Insulinspiegel möglichst niedrig bleibt. Durch das niedrighalten des Insulinspiegels wird der Fettstoffwechsel nicht gehemmt und kann somit quasi über Nacht die Zeit der Regenation nutzen um Fett zu verbrennen. Bei einem erhöhten Blutzuckerwert wird der Fettstoffwechsel gehemmt bis er wieder auf das normale Niveau sinkt und erst dann beginnt der Fettstoffwechsel wieder mit seiner vollen Möglichkeit und Aktivität. Man nimmt quasi nicht während des Trainings ab, sondern in der Phase der Regenation und des Fettstoffwechsels.

Durch das weglassen der Kohlenhydrate am Abend öffnen wir quasi das Fenster der Fettverbrennung für einen größeren Zeitraum. Durch diesem Effekt erhoffe ich mir einen guten Erfolg, damit Ronnys Ziel möglich ist.
Grundsätzlich haben wir nur 6 Wochen Zeit, jedoch sehe ich es als langfristiges Ziel an Ronny fit zu halten. Die Saison beginnt zwar da, aber sie geht fast ein ganzes Jahr, daher wird Ronny meine Tipps versuchen über die ganze Saison einzuhalten.
Für die Ernährung bekommt Ronny von mir einen grundsätzlichen Plan zur Umsetzung und Einhaltung. Jeweils noch eine Liste mit Produkten die für ihn gut sind und demnach erlaubt und eine Liste mit Dingen auf die er verzichten muss.
Gleiches gilt für die zusätzliche Einnahme von Vitaminen, Mineralstoffen, Spurenelementen und seiner Flüssigkeitszufuhr. Alles soll er grob überwachen, durch eine gesunde und ausgewogene Ernährung werden allerdings die Großteile seines Bedarfs abgedeckt.
Er soll also täglich darauf achten genug Obst, am besten 3 Einheiten zu sich zu nehmen um die Vitamine zu erhalten die er benötigt. Diese kann als Zwischenmahlzeit abgedeckt werden oder auch als Nachtisch je nachdem wie groß sein Hunger und Appetit ist. Manchmal ist der Magen einfach voll, dann bekommt man nichts mehr runter. Gleiches gilt für seine Proteinriegel, die ich nur noch in Maßen und nicht mehr jeden Tag erlaube, da dort recht viel Zucker enthalten ist. Nüsse in Form von Cashew oder Erdnüssen ist in ungesalzener und ungerösteter Form erlaubt als Zwischenmahlzeit.
Er muss täglich ca. 3 Liter Wasser trinken und darauf achten seinen Flüssigkeitshaushalt während und nach dem Training wieder so zu füllen, dass die verlorene Flüssigkeit beispielsweise durch Schwitzen wieder ausgeglichen wird.

4.1 Erlaubte Lebensmittel Einkaufsliste

Im folgende erläutere ich Anhand einer eigens erstellten Liste, welche Lebensmittel man im Haus haben sollte, für eine perfekte Umsetzung. Hiermit möchte ich meinen Kunden noch einmal schriftlich erläutern, mit welchen gesunden Produkten man abnehmen kann ohne zu hungern. Außerdem welche Essen man ohne Bedenken essen kann und wie man sich im Restaurant verhalten kann während einer Diät. Des weiteren habe ich mir die Mühe gemacht diverse Rezepte aufzuschreiben und diese dem Kunden auszuhändigen.

Folgende Produkte solltest du grundsätzlich einkaufen:

- Vollkornbrot (volles Korn! Kein Mehrkorn!)
- Magerer Geflügelaufschnitt für das Brot (bis 3% Fett)
- Kräuterquark light (bis 5% Fett) oder Magerquark
- Joghurt (1,5%)
- Frischkäse light
- Mageres Fleisch / Fisch (bis 5% Fett), bei einer Aufbautransformation auch fetteres Fleisch / Fisch
- Eier
- Hüttenkäse, Harzer Käse (insbesondere für Vegetarier)
- Kohlenhydratarmes Gemüse (z. B. Brokkoli, Blumenkohl, Spinat, Tomaten, Gurke)

- Kartoffeln
- Vollkornnudeln
- Vollkornreis
- Apfel, Beeren, Birnen
- Nüsse oder Nussmus (z. B. Walnüsse, Cashewnüsse, Ernuss- oder Mandelmus)
- Sprühöl
- Magermilch bis 1,5% Fett oder Sojamilch Light
- Salz, Pfeffer und andere Gewürze nach Wahl
- Wasser, Tee, Kaffee

Welche Essen sind grundsätzlich erlaubt:
- Alle Essen und Zutaten im Plan! Allerdings hier genau auf die Kalorien und Mengen achten, da auch hier kalorienreiche Produkte verwendet werden, die sich bei falscher Menge negativ auswirken können u.a. Käseprodukte

Von diesen Essen ist eins pro Woche erlaubt (nicht von jedem eins – sondern eines aussuchen pro Woche):
- Sushi in Maßen (maximal 700 Kalorien je nach Tagesbedarf und Ration – bitte hier auch auf Sojasoße und Wasabi achten)
- Dönersalat ohne Soße – Ersatz Kräuterquark oder Low Carb Kalorienfrei Soße
- Essen gehen im Restaurant – unter Kontrolle der Zutaten und Mengen - am Besten Salat mit Fisch oder Fleisch am Abend, Mittags sind Vollkornprodukte, Quinoa oder Kartoffeln als Kohlenhydratquelle erlaubt

Welche Produkte sind zwar erlaubt, aber sollte nur in Maßen zugenommen werden:
- Zero Getränke – Maximal 0,5 Liter pro Tag, da diese Heißhunger Attacken auslösen können
- Zero Zucker Soßen
- Zero Zucker Süßigkeiten wie Bonbons
- Light Produkte - bitte immer auf die Werte schauen, da dort meist Fett durch Zucker oder Zuckeralternativen ersetzt wird
- Proteinshake oder Proteinriegel maximal 3 pro Woche
- Butter und Milch in Maßen
- Essen gehen – unter Kontrolle der Zutaten und Mengen siehe Ernährungsplan
- Suppen – wenn sie selbst gemacht sind unter Kontrolle der Zutaten erlaubt
- Avocado – eigentlich ein perfektes Lebensmittel aber sehr viel Kalorien in Form von Fett
- Nüsse – gleiches Prinzip wie Avodaco – sehr viel Fett, aber auch viel Protein

4.2 Verbotene Lebensmittel
Welche Nahrungsmittel sind grundsätzlich VERBOTEN:
- Fast Food wie: Mc Donalds, Burger King, Pizza, Döner mit Brot, Dürüm Döner, Chinapfannen Essen, Subway etc.
- Gesüßte Getränke – Softgetränke wie Saft, Cola, alkoholfreies Bier etc.

- Süßigkeiten aller Art
- Alkohol jeder Art
- Panierte oder frittierte Lebensmittel
- Fleisch mit Fettrand
- Besonders fetthaltige Wurst wie Salami oder Leberwurst oder Wiener Würstchen
- Gelber Käse (meist wesentlich höherer Fettanteil)
- Bäckereiwaren wie Kekse und Kuchen
- Jegliche Nahrungsmittel die mit Zucker zugesetzt wurden
- Produkte die aus Weißmehl hergestellt werden wie Brötchen oder Weißbrot
- Fertigprodukte außer Juit oder Fittaste
- Fertigsoßen oder fertiges Dressing
- Einrührsuppen und Einrührgerichte (mit Ausnahmen wie Senfeier)
- Margarine
- Sonnenblumenöl, Rapsöl
- Smoothies
- Fertigsalate
- Snacks eingeschweißt
- Dips oder fertige Aufstriche wie Eiersalat, Aioli, Fleischsalat, Craime Fresh, Guacamole
- Baguettes, belegte Brötchen, Laugenstangen etc.
- Restaurantessen = da keine Kontrolle über die Zutaten besteht und keine Menge exakt angegeben – mit Ausnahmen siehe Liste
- Buffet Essen – auch wenn es gesunde Sachen sind, hat man keinen Überblick über die tatsächliche Menge die man zu sich nimmt

4.3 Erstellung des Ernährungsplans

Wie bereits mehrfach erwähnt wird Ronny an seinem groben Ernährungsplan festhalten, da dieser in meinen Augen schon sehr gut ist. Er wird lediglich am Abend weites gehend auf Kohlenhydrate verzichten und natürlich jede Art von Cheat Day aus seinem Kopf streichen um seinen Plan nicht zu Nichte zu machen durch Undiszipliniertheiten.
Er möchte auch an seinem Frühstücksplan festhalten, da er sich diesem gemeinsam mit seiner Frau angewöhnt hat und diesen für gut empfindet. Damit bin ich einverstanden. Die Zwischenmahlzeiten behalten wir auch bei, denn diese sind grundsätzlich gut. Ronny isst keine Süßigkeiten oder isst Kuchen am Nachmittag, von daher gibt es hier auch nicht viel zu korrigieren. Bei den Mittagessen, wird Ronny etwas Abwechslung erhalten. Die Werte der Essen sind im Großen und Ganzen immer ähnlich, sodass Ronny hier natürlich auch Tageweise je nach Appetit, die Essen tauschen kann. Gleiches gilt für Abendessen. Wir können nur grobe Pläne aufstellen, umsetzen müssen es die Kunden.
Die Werte und angegebenen Mengen stehen zudem in den Rezepten im Anhang. Ronny muss natürlich wie bereits beschrieben seine Mengen an sein Training anpassen.

Datum:	Tag 8 = 22.05.2023 Montag			
Mahlzeiten	Uhrzeit	Bezeichnung	Kalorien	Bemerkungen
Frühstück		250g Magerquark; 250 g fettarmer Joghurt; 100g TK Beeren, 5g Geschmackspuler; 50 g Haferflocken		
Mittagessen		Gnocci mit Spinat		
Abendbrot		Rucola Salat mit Ziegenkäse und Schinken		
Getränke		Mindestens 3L Wasser		
Snacks		Obst mit wenig Fruchtzucker wie Apfel; Beeren, Bine Nüsse maximal 30-50g Proteinpudding, Skyr, Joghurt Lebensmittel laut Liste		

Datum:	Tag 9 = 23.05.2023 Dienstag			
Mahlzeiten	Uhrzeit	Bezeichnung	Kalorien	Bemerkungen
Frühstück		Porridge mit Beeren		
Mittagessen		Brokkolienudeln		
Abendbrot		Gemüse und Feta aus dem Ofen		
Getränke		Mindestens 3L Wasser		
Snacks		Obst mit wenig Fruchtzucker wie Apfel; Beeren, Bine Nüsse maximal 30-50g Proteinpudding, Skyr, Joghurt Lebensmittel laut Liste		

Datum: Tag 10 = 24.05.2023 Mittwoch

Mahlzeiten	Uhrzeit	Bezeichnung	Kalorien	Bemerkungen
Frühstück		Spiegelei		
Mittagessen		Pellkartoffeln mit Kräuterquarl		
Abendbrot		Putengeschnetzeltes		
Getränke		Mindestens 3L Wasser		
Snacks		Obst mit wenig Fruchtzucker wie Apfel; Beeren, Bine Nüsse maximal 30-50g Proteinpudding, Skyr, Joghurt Lebensmittel laut Liste		

Datum: Tag 11 = 25.05.2023 Donnerstag

Mahlzeiten	Uhrzeit	Bezeichnung	Kalorien	Bemerkungen
Frühstück		250g Magerquark; 250 g fettarmer Joghurt; 100g TK Beeren, 5g Geschmackspulver; 50 g Haferflocken		
Mittagessen		Kartoffelsuppe		
Abendbrot		Lauch Cashew Salat		
Getränke		Mindestens 3L Wasser		
Snacks		Obst mit wenig Fruchtzucker wie Apfel; Beeren, Bine Nüsse maximal 30-50g Proteinpudding, Skyr, Joghurt Lebensmittel laut Liste		

Datum: Tag 12 = 26.05.2023 Freitag

Mahlzeiten	Uhrzeit	Bezeichnung	Kalorien	Bemerkungen
Frühstück		Haferflocken mit Milch		
Mittagessen		Wraps mit Käse		
Abendbrot		Rinderminutensteak mit Bohnen		
Getränke		Mindestens 3L Wasser		
Snacks		Obst mit wenig Fruchtzucker wie Apfel; Beeren, Bine Nüsse maximal 30-50g Proteinpudding, Skyr, Joghurt Lebensmittel laut Liste		

Datum:	Tag 13 = 27.05.2023 Samstag			
Mahlzeiten	Uhrzeit	Bezeichnung	Kalorien	Bemerkungen
Frühstück		2 Eier; Vollkornbrot körniger Frischkäse Putenbrust		
Mittagessen		Bratkartoffeln mit Spiegelei		
Abendbrot		Gemischter Salat mit Fetakäse		
Getränke		Mindestens 3L Wasser		
Snacks		Obst mit wenig Fruchtzucker wie Apfel; Beeren, Bine Nüsse maximal 30-50g Proteinpudding, Skyr, Joghurt Lebensmittel laut Liste		

Datum:	Tag 14 = 28.05.2023 Sonntag			
Mahlzeiten	Uhrzeit	Bezeichnung	Kalorien	Bemerkungen
Frühstück		2 Eier; Vollkornbrot körniger Frischkäse Putenbrust		
Mittagessen		Senfeier		
Abendbrot		Steak mit Letcho		
Getränke		Mindestens 3L Wasser		
Snacks		Obst mit wenig Fruchtzucker wie Apfel; Beeren, Birne Nüsse maximal 30-50g Proteinpudding, Skyr, Joghurt Lebensmittel laut Liste		

5. Fazit

Mit der exakten Durchführung und Umsetzung dieser Ernährungsberatung wird es Ronny schaffen sein gewünschtes Ziel zu erreichen. Es kommt immer darauf an wie diszipliniert man in seinem Vorhaben ist. Nur somit kann man seine selbst gesteckten Ziele erreichen. Es ist nun mal Fakt, dass es nicht nur auf Sport ankommt, sondern den Großteil des Erfolges die Ernährung ausmacht. Das Verhältnis liegt hier ca. 80:20, sodass die Ernährung der größte Baustein eines gesunden Lebens ist. In diesem Beispielfall geht es um einen Profisportler, der noch einmal auf höchst möglichem Niveau angreifen möchte und nur durch diese angesprochene Disziplin dieses Ziel erreichen wird. Wie man so schön sagt, wird ein Sixpack in der Küche und nicht im Fitnessstudio gemacht, sodass Ronny nicht nur durch sportlichen Ehrgeiz, fleißiges Training und harte Arbeit ans Ziel gelangt, sondern dieser Weg zum Großteil durch die Ernährungsgewohnheiten umzusetzen ist. Ronny hat das Glück familiäre Unterstützung auf ganzer Linie zu erhalten, sodass diesem Ziel nichts im Wege stehen sollte. Ich wünsche Ronny von Herzen Glück, sodass er eine erfolgreiche Saison spielen wird und im Herbst seiner Karriere noch einmal durch meine Hilfe zur Höchstform aufsteigen kann.

6. Literaturverzeichnis

–   Quellenangabe Lehrskripte Academy of Sports:
–   Lehrskript Grundlagen der Ernährung
–   Lehrskript Grundlagen der Nährstoffe
–   Lehrskript Sporternährung

BEI GRIN MACHT SICH IHR WISSEN BEZAHLT

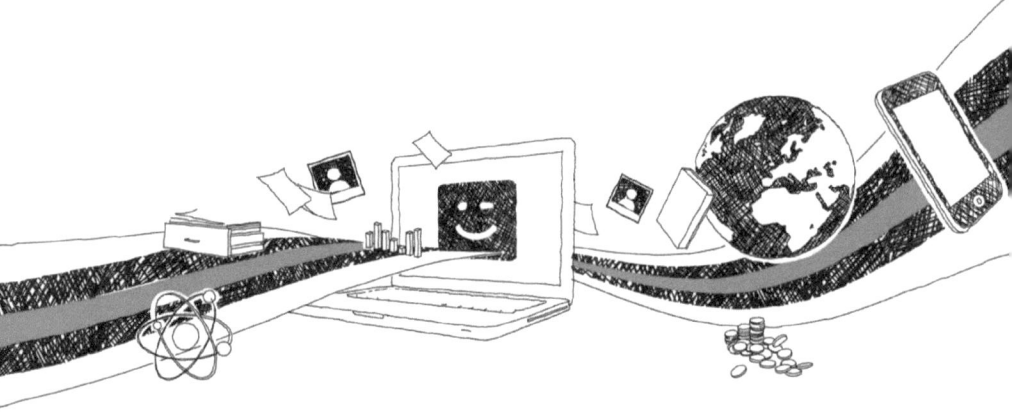

- Wir veröffentlichen Ihre Hausarbeit, Bachelor- und Masterarbeit

- Ihr eigenes eBook und Buch - weltweit in allen wichtigen Shops

- Verdienen Sie an jedem Verkauf

Jetzt bei www.GRIN.com hochladen und kostenlos publizieren

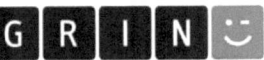